AF459127

CONSIDÉRATIONS CLINIQUES

SUR

L'ÉVOLUTION DE LA DIPHTÉRIE

SURVENANT

PENDANT OU AU DÉCOURS DE LA ROUGEOLE

PAR

Le Docteur Victor **LAPEYRE**

DE LA FACULTÉ DE MÉDECINE DE PARIS

ANCIEN EXTERNE DES HOPITAUX DE PARIS

MÉDAILLE DE BRONZE DE L'ASSISTANCE PUBLIQUE

PARIS

VIGOT FRÈRES, ÉDITEURS

23, PLACE DE L'ÉCOLE-DE-MÉDECINE, 23

1911

8:T92 d
391

CONSIDÉRATIONS CLINIQUES

SUR

L'ÉVOLUTION DE LA DIPHTÉRIE

PENDANT OU AU DÉCOURS DE LA ROUGEOLE

SA52253

CONSIDÉRATIONS CLINIQUES

SUR

L'ÉVOLUTION DE LA DIPHTÉRIE

SURVENANT

PENDANT OU AU DÉCOURS DE LA ROUGEOLE

PAR

Le Docteur Victor LAPEYRE

DE LA FACULTÉ DE MÉDECINE DE PARIS

ANCIEN EXTERNE DES HOPITAUX DE PARIS

MÉDAILLE DE BRONZE DE L'ASSISTANCE PUBLIQUE

PARIS

VIGOT FRÈRES, ÉDITEURS

23, PLACE DE L'ÉCOLE-DE-MÉDECINE, 23

1911

A LA MÉMOIRE DE MA MÈRE

A MA GRAND'MÈRE

A MON PÈRE

ET

A MA FAMILLE

En témoignage de ma vive affection et de ma profonde reconnaissance.

A MONSIEUR LE DOCTEUR LEDÉ

Chevalier de la Légion d'honneur
Membre du Conseil supérieur de protection de l'Enfance
Professeur à l'École supérieure de commerce
Président de l'Association des médecins légistes
de l'Université de Paris.

ET

A MADAME LEDÉ

En faible témoignage de reconnaissance pour les encouragements qu'ils m'ont prodigués pendant mes trois dernières années d'étude.

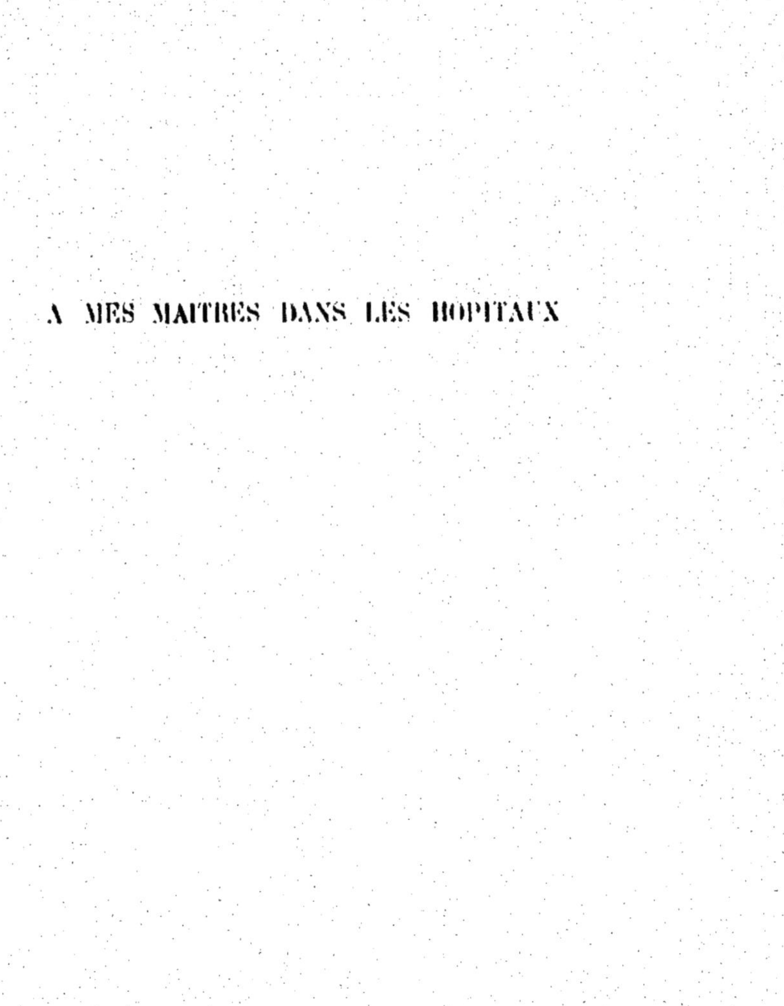

A MES MAITRES DANS LES HOPITAUX

A MON PRÉSIDENT DE THÈSE

MONSIEUR LE PROFESSEUR MARFAN

Professeur de thérapeutique à la Faculté de Médecine de Paris
Médecin de l'Hôpital des Enfants-Malades

AVANT-PROPOS

Il est coutume, à la fin de ses études médicales, de remercier publiquement les maîtres dont l'enseignement à l'hôpital fut pour nous si précieux et si profitable. Nous sommes d'autant plus heureux d'obéir à cette coutume, qu'elle nous permet de témoigner notre reconnaissance à des maîtres comme M. Aviragnet et M. Bergé dont la sollicitude à notre égard a dépassé les limites de leur rôle éducateur.

Dès nos débuts, pendant l'année consacrée à l'obtention du certificat d'études physiques, chimie, histoire naturelle, M. Walther nous permit avec bienveillance l'accès de son service à l'hôpital de la Pitié. C'est là, sous sa direction éclairée, que nous nous sommes familiarisé avec la pratique des pansements et que nous avons appris les bienfaits de l'asepsie.

Puis les années de stage nous permirent de suivre les services de M. le Dr Campenon à la Charité et de M. le Dr Rénon à la Pitié et ces stages si profitables ne nous ont laissé qu'un regret : celui de les voir se terminer trop tôt.

Ensuite avec M. le Dr Fredet à Bretonneau, avec MM. les Drs Launay et Arrou à l'hôpital Saint-Louis dans le pavillon réservé aux enfants, nous avons appris à connaître et à traiter les affections chirurgicales de l'enfance.

Notre année d'externat à la consultation de médecine de l'hôpital Lariboisière sous la direction plus que bienveillante de M. le Dr André Bergé, fut pour nous des plus profitable. La clarté dans l'interrogatoire, la méthode dans l'examen des faits et la conclusion à en tirer, la précision du diagnostic, la discussion de la thérapeutique appropriée, telles sont les qualités qu'avec une inlassable patience ce maître a essayé de nous inculquer.

Dans le service de M. le Dr Bonnaire, à la Maternité de l'hôpital Lariboisière, nous avons pu pendant un an nous initier à l'art délicat de l'accouchement et à celui plus délicat peut-être, plus captivant certainement de la puériculture, et nous avons quitté ce service en enviant les hautes qualités morales et de cœur de son chef.

Enfin nous venons de passer plus d'une année auprès de M. le Dr Aviragnet dans son service des Enfants-Malades. Nous sommes tout particulièrement heureux de pouvoir le remercier de cœur et de son enseignement et, j'ose dire, de l'amitié qu'il nous a témoignée. C'est auprès de lui que nous avons appris à connaître les affections médicales de l'enfance ; c'est à la Consultation de Nourrissons qu'il dirige à l'Avenue de Versailles, et où il nous a admis, que nous nous sommes perfectionné dans l'art de la puériculture ; c'est dans son service enfin que nous avons conçu l'idée de notre thèse.

Nous prions M. le professeur Marfan d'agréer tous nos

remerciements pour le grand honneur qu'il nous a fait en acceptant la présidence de cette thèse.

Qu'il nous soit permis aussi de remercier M. Bloch Michel, chef de clinique à l'hôpital des Enfants-Malades et M. Dorlencourt, chef de laboratoire à l'hôpital des Enfants-Malades pour le concours éclairé et amical qu'ils nous ont apporté.

INTRODUCTION

Pendant notre séjour dans le service de M. le Dr Aviragnet, il nous fut donné d'observer des cas de diphtérie chez des enfants venus du pavillon de la rougeole. Nous avons été frappé chaque fois par l'allure spéciale que prenait la maladie, dont le caractère principal était la gravité, et cela quelle que soit la forme sous laquelle la diphtérie s'abattait sur l'enfant.

Il nous a paru intéressant d'étudier l'évolution clinique des symptômes locaux et généraux de la diphtérie survenant dans ces conditions et d'en tirer les conclusions utiles pour le praticien.

L'une des constatations qu'il nous a été donné de faire le plus souvent est la tendance vers l'évolution gangreneuse. Nous aurons d'ailleurs à y revenir; mais il est assez curieux de constater que, à l'origine de la médecine, la notion de diphtérie était inséparable de celle de gangrène.

Arétée de Cappadoce, en effet, emploie indifféremment pour désigner une affection que l'on suppose être la diphtérie, les termes deu : lcère syriaque et de gorge gangreneuse.

Cœlius Aurelanus décrit une affection connue sous le nom d'angine gangreneuse se compliquant d'accidents paralytiques. Nous nous trouvons bien là en présence de la diphtérie. Cependant la confusion entre l'angine gangreneuse et la diphtérie persiste et au milieu du XVIII siècle on en retrouve des traces dans les ouvrages de Malouin, Chomel et Ghisi.

Avec Home et Samuel Bard une réaction commence et arrive même à l'exagération avec Bretonneau qui nie toute relation entre la diphtérie et les processus gangreneux.

Les travaux et les observations de Trousseau, Cornil, Laboulbène, Rillet et Barthez et surtout de Becquerel ont ramené à une plus juste conception des rapports des deux affections.

Les recherches microscopiques, les découvertes de Klebs et Lœffler, les travaux de Roux et Yersin, la découverte du spirille de Vincent...etc..., ont permis de limiter complètement la question et montré la présence des bacilles diphtériques dans certains cas d'angine gangreneuse et même dans certaines autres localisations du processus gangreneux au cours de la diphtérie.

L'étude de cette association, diphtérie et gangrène surtout au cours d'une diphtérie évoluant après une rougeole, a été depuis longtemps l'objet de discussion. Boudel en 1840 a vu la maladie évoluer souvent après la rougeole. Becquerel étudiant « une épidémie d'affection pseudo-membraneuse et gangreneuse qui a régné aux Enfants-Malades de Paris dans le cours de 1841 » observe la rougeole avant l'angine gangreneuse. Enfin Girode en 1891 étudiant les rapports de la diphtérie et de la gangrène écrit : « En ce qui concerne la réceptivité qui naît de l'affaiblissement du terrain, les conditions positives ne font pas défaut. Parfois c'est la rougeole qui est en cause. Cette fièvre susceptible de créer isolément les processus diphtériques et gangreneux, les réunit en un même foyer sur un sujet donné. On sait quelle gravité pronostique la rougeole comporte dans le milieu hospitalier. »

Aussi les œuvres traitant de cette association diphtérie et rougeole sont-elles nombreuses dans la littérature médicale; mais toutes ou presque toutes s'attachent à l'évolution d'un symptôme. « Laryngite diphtérique et rougeole » est certes l'association qui a suscité le plus de recherches et d'études, mais rares sont les ouvrages qui ont entrepris une étude d'ensemble et depuis la thèse de Renault (Paris, 1886), nous n'avons pas trouvé d'ouvrage en ce sens. Nous nous proposons de refaire cette étude d'ensemble au point de vue clinique. Nous recourrons souvent à la thèse de notre prédécesseur pour discuter ses assertions et y apporter les corrections imposées par des progrès aussi importants que la découverte du bacille spécifique dont il n'a pu envisager toutes les conséquences et du sérum antidiphtérique.

Nous étudierons donc successivement :

1° L'étiologie et la fréquence de la diphtérie évoluant pendant ou au décours de la rougeole ;

2° L'évolution de l'angine ;

3° L'évolution de la laryngite ;

4° L'évolution de la diphtérie oculo-nasale ;

5° L'évolution des accidents sériques ;

6° Le pronostic en nous basant sur la statistique de l'hôpital des Enfants-Malades de mars 1909 jusqu'à nos jours.

CHAPITRE PREMIER

Fréquence. — Étiologie

Les auteurs anciens mentionnent souvent la complication diphtérie à la suite de la rougeole. Cela n'a rien qui puisse nous étonner maintenant que nous connaissons la nature de la diphtérie. Déjà en 1732, Rosen de Rosenstein remarquait que dans l'épidémie qui sévit à Vienne presque tous les malades étaient attaqués de gangrène dans la gorge et périssaient le troisième ou le quatrième jour de la maladie.

Huxheim, dans la constitution épidémique de 1745, observe aussi des angines ulcéreuses et gangréneuses à la suite de la rougeole et il écrit : « Haud raro ophtalmia angina et ulcera faucium succedunt, plus semel hoc mense notavi faucium et oris gangraenam. »

Dans sa thèse (Paris, 1812), Campaignac rapporte que dans l'épidémie qui sévit à l'hôpital des Enfants-Malades en 1809, les deux tiers des enfants furent atteints pendant le mois de mai d'une angine laryngée grave.

Enfin dans l'épidémie de rougeole qui éclata à Londres vers la fin de 1842, West a trouvé souvent des plaques pseudo-membraneuses sur le voile du palais, les amygdales, le pharynx ou même toute l'étendue de l'œsophage.

Mais tous ces auteurs, s'ils parlent de la fréquence des manifestations pseudo-membraneuses pendant ou après la rougeole, ne nous donnent pas de chiffres de comparaison. Renault lui-même nous dit seulement avoir examiné 107 cas de diphtérie consécutive à la rougeole ; ce qui, si nous nous en rapportons à notre propre observation, implique une fréquence relativement élevée.

En effet, dans le pavillon de diphtérie de l'hôpital des Enfants-Malades, sur 2.023 malades qui sont entrés dans le service, nous n'avons relevé que 49 diphtéries évoluant sur un terrain influencé par la rougeole depuis moins de trois semaines. Nous insistons sur ce terme de trois semaines parce qu'on pourrait nous faire le reproche de ne pas tenir compte des enfants qui, sortis de l'hôpital après une rougeole, y reviennent quelques jours après et sont envoyés au pavillon de la diphtérie pour des phénomènes laryngés, soit rubéoliques, soit diphtériques. Ces enfants sont presque tous séparés de la date de leur éruption par trois semaines au moins et comme on admet qu'après ce laps de temps la rougeole n'influence plus la diphtérie, ils ne rentrent pas dans le cadre de notre sujet.

Bien que le nombre de nos diphtéries succédant à une rougeole soit assez peu élevé, on pourrait s'étonner qu'il y en ait, puisque, à l'hôpital, il est de règle de faire à tout enfant atteint ou en puissance de rougeole, une injection préventive de sérum antidiphtérique. La débilité du terrain, le *locus minoris resistentiæ* qui est le fait de la rougeole, peut expliquer que, chez des enfants particulière-

RF

ment affaiblis, la diphtérie puisse se développer. Mais il nous paraît assez rationnel d'admettre que chez les enfants préventivement injectés à la période prééruptive, il se produise au moment de l'éruption morbilleuse, ce qui se produit quand un diphtérique fait une éruption sérique. L'éruption épuise l'action du sérum et le malade alors ne se trouve plus immunisé.

Nous allons examiner maintenant la fréquence de nos 49 cas au point de vue de l'âge et de la forme de l'infection diphtérique : angine, croup, diphtérie oculo-nasale.

Nous ferons simplement remarquer que le plus grand nombre de cas sont observés dans les mois d'avril et mai, époque qui correspond à la plus grande fréquence de la rougeole.

Dans sa thèse, Renault nous donne par âge un tableau que nous allons exposer en face du nôtre.

	Renault Paris, 1886 —	Lapeyre Paris, 1911 —
De 0 à 1 an	»	1
De 1 à 2 ans	9	12
De 2 à 3 ans	26	15
De 3 à 4 ans	20	6
De 4 à 5 ans	25	6
De 5 à 6 ans	11	5
De 6 à 7 ans	10	2
De 7 à 8 ans	2	1
De 8 à 9 ans	1	0
Au-dessus de 10 ans . . .	3	1
	107	49

On remarquera que dans ces deux tableaux les proportions sont à peu près les mêmes et l'on peut en conclure que, malgré la sérothérapie préventive, la diphtérie post-morbilleuse est restée surtout fréquente de 1 à 3 ans.

Sous quelle forme se manifeste cette complication ?

La plupart des auteurs attribuent à la laryngite une part sinon exclusive, du moins très largement prépondérante. Ce n'est pas la conclusion à laquelle nous a conduit notre statistique.

Déjà Weil, à la Société des hôpitaux du 12 juin 1903, rapportait que sur 29 cas de diphtérie post-morbilleuse il avait trouvé :

13 fois une angine,
15 fois un croup,
1 fois une conjonctivite,

ce qui donne un nombre d'angines presque égal à celui des croups. Nous n'avons pas de chiffres aussi concordants ; mais le résultat n'en est pas moins caractéristique, puisque nous avons une angine pour deux croups. En effet nos 49 cas se divisent en :

15 fois une angine,
33 fois un croup,
1 fois une conjonctivite.

Bien que moins fréquentes qu'il y a quelque cinquante ans, les complications diphtériques post-morbilleuses n'en offrent pas moins un sujet d'étude intéressant que nous allons aborder maintenant.

CHAPITRE II

Évolution de l'angine

Avant d'entreprendre l'étude de l'évolution de l'angine diphtérique pendant ou au décours de la rougeole, il nous paraît intéressant d'exposer notre division des formes cliniques de l'angine diphtérique en général. Cet exposé rapide, trop schématique même, nous semble indispensable à la compréhension des termes que nous emploierons dans la relation de nos observations. Dans ses leçons cliniques à l'hôpital, M. le Dr Aviragnet, exposant en ce sens les idées de son maître, M. le professeur Marfan, nous a appris à distinguer trois formes d'angine diphtérique.

L'une, angine commune, dans laquelle les réactions locales sont minima, les réactions générales tardives et fugaces, est caractérisée par une fausse membrane blanche, nacrée, sur une muqueuse non œdématiée, à peine rouge et une adénite angulo ou sous-maxillaire libre, roulant sous le doigt, sans périadénite.

Mais cette angine commune livrée à elle-même, sans soins immédiats, ce qui se produit malheureusement très souvent, prend un caractère de gravité dans l'évolution des phénomènes généraux, paralysies ou syndrome cardio-gastro-pulmonaire. Cette forme d'angine diphtérique dans laquelle les phénomènes locaux sont assez légers, les phénomènes généraux sont tout ; nous l'appellerons : angine commune forme grave.

Enfin une troisième forme est l'angine maligne, qu'elle le soit d'emblée ou qu'elle le devienne secondairement. Là, les phénomènes locaux et généraux atteignent leur maximum d'intensité. Fausses membranes noirâtres, fétides, hémorragiques même sur une muqueuse œdématiée et rouge ; l'adénite est enfouie au milieu d'une masse de périadénite. Au deuxième, au troisième jour, la paralysie du voile traduit l'intoxication profonde.

Cette malignité est-elle le fait de la diphtérie elle-même ou bien est-elle due à une association microbienne ? Dans le cas qui nous occupe d'une diphtérie évoluant pendant ou après une rougeole le fait de l'association microbienne ne nous paraît pas douteux, nous aurons d'ailleurs à discuter ce point ; mais nous ne pouvons pas ne pas nous demander pourquoi, si, dans l'angine simple, la malignité est le fait d'une association, le sérum suffit à lui seul pour faire disparaître les énormes masses ganglionnaires qui engoncent le cou, dissoudre les fausses membranes qui envahissent la gorge. Que les associations microbiennes existent, notre maître, M. Aviragnet, ne le nie pas ; que le rôle des microbes associés soit d'exalter la virulence du bacille diphtérique et de sa toxine, nous l'admettons ; il n'en est pas moins vrai que c'est la diphtérie et elle seule qui tue le malade.

Moins fréquente cependant que la laryngite, l'angine

diphtérique compliquant la rougeole se rencontre souvent : une fois sur deux dans nos observations. Armand Delille en 1902, dans une étude sur « l'examen bactériologique de la gorge au point de vue du bacille diphtérique et pseudo-diphtérique dans 75 cas de rougeole chez l'enfant », écrit : « On trouve avec fréquence (42 %) dans la gorge des rougeoleux un bacille ayant tous les caractères de culture, d'aspect et de réaction colorante du bacille de Klebs Lœffler ; mais ce bacille n'est que très rarement virulent. Lorsqu'il s'agit de bacille virulent, on observe presque toujours un croup d'emblée, bien plus rarement une angine pseudo-membraneuse ; mais on peut également le trouver sans qu'il y ait ultérieurement aucune manifestation diphtérique. »

Quoi qu'en dise Armand Delille, l'angine pseudo-membraneuse avec bacilles virulents n'est pas une rareté, nous l'avons vu. Déjà Rilliet et Barthez, dans leur *Traité des maladies des enfants* (1851) en relatent le cas suivant :

Observation I. — RILLIET ET BARTHEZ. — *Rougeole, angine diphtérique commune et croup léger. Mort.*

Un garçon de 27 mois entra à l'hôpital pour y être traité d'une rougeole et d'une pneumonie lobulaire ; la fièvre éruptive disparut ; mais il survint une angine pseudo-membraneuse tonsillaire et palatine. Cette phlegmatie existait déjà depuis quelques jours lorsque nous notâmes que le timbre de la toux commençait à devenir rauque, puis la voix fut un peu voilée. Le lendemain, elle reprit momentanément son timbre ordinaire ; mais le surlendemain (trois jours avant la mort) elle était presque entièrement éteinte ; en même temps la toux était rauque et étouffée, la respiration médiocrement accélérée à 36; il n'y avait pas de sifflement laryngo-trachéal; mais la fièvre était assez vive, les amygdales un peu tuméfiées offraient quelques fausses membranes ; la luette était rouge; les ganglions cervicaux et sous-maxillaire un peu tuméfiés. Les deux jours suivants, les symptômes laryngés furent encore plus prononcés ; la respiration devint bruyante dans les deux temps mais surtout dans l'inspiration; le sifflement augmentait dès qu'on excitait l'enfant ; il y avait 60 respirations par minute ; mais pas d'accès de suffocation proprement dits. La face avait une pâleur extrême ; la toux toujours étouffée était rauque, la voix presque entièrement éteinte. La gorge était à peu près dans le même état. La mort survint cinq jours après celui où, pour la première fois, on avait noté une altération du timbre de la voix.

A l'autopsie nous trouvâmes la membrane muqueuse du larynx parfaitement saine. Elle était revêtue seulement d'une légère couche muco-purulente.

Il nous semble bien que dans ce cas, malgré les phénomènes respiratoires et même l'assourdissement de la voix, l'angine a joué le rôle principal dans l'évolution de la maladie puisque, à l'autopsie, il n'est relevé aucune lésion du larynx, ulcéreuse ou autre; « la membrane muqueuse du larynx était parfaitement saine ». Il paraît bien en outre que cette angine rentre dans le cadre des angines communes. Et c'est là un fait qui nous a frappé, qui peut paraître un peu paradoxal ; la gravité de ces angines communes succédant à la rougeole. L'observation suivante nous en paraît un bel exemple :

Observation II — *Rougeole. Angine commune. Broncho-pneumonie. Mort.*

O..., Alfred, 2 ans. A fait une rougeole il y a dix jours.

Entre à l'hôpital le 27 février 1910.

Se plaint depuis trois jours de mal de gorge, et a une toux rauque.

A l'examen de la gorge on voit sur l'amygdale gauche et sur la luette une petite fausse membrane blanche, sans réaction locale avec une adénite sous-maxillaire sans périadénite.

Bacilles moyens et longs.

L'examen des poumons fait constater une submatité au sommet gauche et quelques râles sous-crépitants dans toute la hauteur des poumons.

Le premier bruit du cœur est assourdi ; le pouls bat à 112, petit et mou.

On injecte 10 centimètres cubes de sérum.

Le 1er mars, l'état est stationnaire ; dans la gorge il y a des fausses membranes sur l'amygdale gauche, la luette et le pilier droit. Des râles et un souffle sont perçus surtout au sommet droit. Le pouls bat à 152, la température : 39°.

L'enfant est très abattu.

On injecte 20 centimètres cubes de sérum et de l'huile camphrée.

Le 2 mars, l'état empire, l'enfant vomit.

Le 3 mars, la situation devient plus alarmante encore ; on réinjecte 10 centimètres cubes de sérum, de l'électrargol, on donne des bains sinapisés ; mais l'enfant meurt le 5 mars à 3 heures de l'après-midi.

On remarquera la précocité et la rapidité d'évolution du syndrome cardio-gastro-pulmonaire dans cette observation.

Malgré la forme commune de l'angine diphtérique, la toxine diphtérique a empoisonné le malade malgré la médication énergique et les doses de sérum employé.

Il nous a même été donné d'observer un cas d'angine érythémateuse diphtérique, sans fausse membrane évoluant chez un enfant atteint de rougeole depuis quatre jours.

Observation III. — *Rougeole, Angine érythémateuse diphtérique. Mort.*

R.. Blanche, 2 ans 1/2, entre à l'hôpital le 1er juin 1911 en proie à une rougeole depuis quatre jours. La gorge est rouge, sans fausse membrane ; mais l'examen bactériologique y révèle la présence de bacilles courts. La bronchopneumonie s'installe et évolue jusqu'à la mort de l'enfant le 21 juin. Sans aller à l'encontre des idées d'Armand Delille, l'évolution de cette angine sans fausses membranes montre combien il faut être circonspect chaque fois qu'on se trouve en face d'une angine de quelque nature qu'elle soit, au cours d'une rougeole.

Nous devons faire remarquer aussi que la date d'apparition de la diphtérie au cours ou après la rougeole est un facteur de gravité important. Plus la diphtérie s'installe près de la date de l'éruption morbilleuse, plus l'évolution est grave. Dans les cas que nous avons examiné jusqu'à présent, la diphtérie a fait son apparition au plus tard dix jours après l'éruption morbilleuse. Dans le cas suivant, elle s'installe vingt-quatre jours après :

Observation IV. — *Rougeole. Angine diphtérique. Guérison.*

L..., Germaine, 4 ans 1/2.

Entre à l'hôpital le 10 juillet 1909 pour une fracture de cuisse gauche.

Le 24 juillet, l'enfant présente du coryza, du larmoiement et, le 26, une éruption morbilleuse fait son apparition tandis que la température monte à 39°.

La rougeole évolue normalement sans complication.

Le 4 août la température est à 37°2 et l'enfant n'est plus traitée que pour sa fracture de cuisse.

Le 28 août, c'est-à-dire vingt-quatre jours après sa rougeole, on constate un peu de fièvre ; l'enfant se plaint de la gorge et le 2 septembre on l'envoie au pavillon de la diphtérie.

Le 3 septembre l'examen de la gorge permet de constater la présence de fausses membranes étendues sur les deux amygdales, sans réaction de la muqueuse, avec une adénite sous-maxillaire gauche sans périadénite. On constate un coryza assez abondant. Le cœur, le poumon ne présentent aucune réaction. C'est le tableau d'une angine commune avec bacilles longs.

On injecte 40 centimètres cubes de sérum.

Malgré le traitement énergique, la gorge ne se nettoie pas et on injecte successivement, 50, 30, 10 centimètres cubes de sérum dans les jours qui suivent.

Le 8 septembre, la gorge présente encore un enduit grisâtre qui semble se décoller des amygdales et on réinjecte 20 centimètres cubes de sérum.

Le 12 septembre, la gorge est enfin nettoyée. Malgré la longue durée de cette évolution angineuse, l'enfant n'a présenté à aucun moment des phénomènes de paralysies ou du syndrome cardio-gastro-pulmonaire.

Le 17 septembre, la température monte brusquement à 39° et éclate un urticaire généralisé très intense.

Enfin après une convalescence qui dure encore trois semaines, l'enfant sort du service guérie.

Ce qui frappe dans ce cas, c'est la longue évolution de l'angine qui garde son caractère d'angine commune jusqu'à la fin. Quand l'on songe qu'une angine commune banale demande trois jours, quatre au plus, pour céder à 30 ou 40 centimètres cubes de sérum, il faut bien admettre que la rougeole influe sur cette angine qui ne cède qu'à peine après dix jours et 180 centimètres cubes de sérum.

Est-ce dans ces cas l'association du bacille diphtérique avec l'agent encore inconnu de la rougeole qui donne à l'angine diphtérique, même commune, sa gravité ? Cela est possible ; mais pourquoi alors ces angines associées ne prennent-elles pas toutes l'allure d'angines malignes?

Ne peut-on admettre que la rougeole primitive a épuisé la faculté qu'a notre organisme de former des anticorps, et qu'alors la diphtérie, même sous sa forme commune, peut donner assez de toxine pour occasionner la mort ? Cette manière de voir nous permet de nous rendre compte de la gravité des angines communes évoluant après une rougeole ; elle nous rend compte aussi de ce que plus la diphtérie évolue près de la rougeole, plus elle est grave.

Mais au décours d'une éruption morbilleuse, on trouve plus souvent encore une autre forme d'angine, maligne celle-ci, soit d'emblée, soit secondairement. C'est l'angine gangreneuse. Nous avons parlé au début de la confusion qui exista longtemps entre la diphtérie et l'angine gangreneuse. Sous une autre forme, la question se retrouve posée. Existe-t-il une angine gangreneuse diphtérique ? Le Dr Charles Hermann rapporte le noma à l'action principale du spirochète nécrotique correspondant au streptothrix de Seiffert Perthes. Cet organisme serait identique au spirille que Vincent a décrit dans les lésions ulcéro-membraneuses de la bouche et de la gorge. Il serait identique également au spirillum sputigenum de Miller qu'on trouve en petit nombre dans la bouche à l'état normal. Ce microorganisme n'est pas un bacille; mais probablement appartient à une famille qui établit le lien entre les bactéries et les protozoaires ; cette famille est celle des spirochètes. Nous ne trouvons pas la mention du bacille diphtérique, mais Marcel Breuer de Bruxelles, dans les *Archives de médecine des Enfants* (1910) écrit : « Certains attribuèrent au bacille diphtérique la propriété de pouvoir occasionner le noma dans certaines circonstances. Lœffler déclara trouver une grande analogie entre des bacilles que décrivit Grawitz et ceux que lui-même observe dès 1884 dans la diphtérie des veaux ; dans un des deux cas de noma publiés par Guizetti, il put également déceler la présence du bacille diphtérique. »

Les travaux de Freymuth et de Petursky semblent attribuer un rôle au bacille diphtérique dans la pathogénie du noma. Ils citent deux cas : le premier d'une gangrène de la vulve s'étendant du mont de Vénus à la vulve avec nécrose produite à la suite d'une rougeole et dans laquelle on trouve du bacille diphtérique typique. Ces cas furent guéris par un traitement intensif au sérum. Nous avons pu observer une angine gangreneuse dont nous rapportons l'observation.

Observation V. — *Rougeole. Angine gangreneuse. Mort.*

M... Clémentine, 27 mois.

Pas d'antécédents personnels. Les parents ont seulement remarqué qu'elle ronfle en dormant.

L'enfant est amenée à l'hôpital le 22 avril 1911. Depuis trois jours elle est malade et un médecin consulté le matin l'a envoyée à l'hôpital.

Le 23 au matin, l'examen fait constater un léger coryza, on sent dans l'angle rétro-maxillaire des ganglions petits, roulant sous le doigt. Les amygdales sont grosses, rouges et couvertes ainsi que les bords de la luette de fausses membranes blanches, nacrées avec faible réaction de la muqueuse. L'enfant n'est pas très abattu ; le pouls bat à 110. Le poumon et le cœur sont normaux. La voix est claire.

L'enfant étant malade depuis trois jours déjà, on injecte 60 centimètres cubes de sérum bien que l'on ait l'impression de se trouver en face d'une angine commune.

L'examen bactériologique montre des bacilles courts avec Neisser positif.

Le 24 avril, l'état de la gorge ne s'est pas modifié ; il semble même que les fausses membranes aient une tendance à envahir le voile du palais.

Le cœur reste bon, le pouls bien frappé, quoique un peu rapide : 150. La température est à 37°4.

On réinjecte 40 centimètres cubes de sérum.

Le 25 avril, les fausses membranes, malgré les injections de sérum, restent développées, épaisses et deviennent jaunâtres, l'adénopathie sous-maxillaire persiste. Le pouls monte à 130 et le soir la température atteint 38°6. Les yeux sont larmoyants et le coryza augmente d'intensité.

Le 26 avril, la température est 39°6 le matin et l'on constate une éruption morbilleuse envahissant la face et les membres supérieurs. Les fausses membranes toujours développées prennent une coloration gris sale, sur une muqueuse rouge qui s'œdématie. L'adénite est moins libre, comme enfouie dans une masse œdémateuse. Le soir la température monte à 40°. Le pouls bat à 140, mais est très bien frappé.

Le 27 avril, l'enfant semble un peu mieux, la température est descendue brusquement à 38° ; le cœur est bon, régulier quoique rapide, la gorge elle-même semble se nettoyer ; mais il persiste sur l'amygdale gauche une fausse membrane épaisse, noirâtre sur une muqueuse saignante. L'haleine est un peu fétide.

Le 28 avril, le pouls bat à 118, un peu mou ; la gorge présente toujours sur l'amygdale gauche une fausse membrane noire, fétide, sur un fond franchement ulcéreux.

L'adénite sous-maxillaire est complètement empâtée dans une zone de périadénite. On injecte encore 20 centimètres cubes de sérum.

L'éruption rubéolique a disparu.

Le 29 avril, la température est à 39°5. L'enfant est abattu, son haleine devient de plus en plus fétide et l'amygdale gauche est toujours recouverte d'une fausse membrane qui s'étend sur un fond ulcéreux, saignant, à bords livides, donnant l'impression d'une plaque de gangrène sur l'amygdale.

Le 30 avril, l'état reste le même, l'enfant est toujours abattu de plus en plus ; l'ulcération de l'amygdale se creuse et saigne ; le fond est recouvert d'un enduit sanieux et putride.

Le 5 mai, la température est 38°5, l'état de l'enfant s'aggrave ; l'amygdale se détache et vient par morceaux quand on tente d'enlever un peu de l'enduit qui la recouvre. L'odeur qu'il répand est insupportable. L'auscultation révèle des foyers disséminés de râles sous-crépitants.

Le 2 mai : depuis ce jour, la maladie suit un cours régulièrement progressif et se termine le 8 mai par la mort de l'enfant. La gangrène avait détruit l'amygdale et envahi les piliers.

De cette étude à propos de l'évolution de l'angine diphtérique au cours ou au décours de la rougeole nous retiendrons deux faits :

a) La gravité de l'angine même commune ;

b) Sa tendance vers le processus gangreneux.

CHAPITRE III

Évolution de la laryngite

Dans sa thèse : *Du traitement des laryngites graves, de la rougeole chez l'enfant* (Paris, 1910), le Dr Girard, trop prématurément enlevé à l'affection des siens, traite la question des laryngites diphtériques rubéoliques. C'est dire que nous nous étendrons moins sur ce chapitre d'ailleurs très souvent traité déjà.

Dans la *Medical Gazette* d'août 1843, West décrit une affection qui complique souvent la rougeole et que beaucoup de ses caractères rapprochent du croup, d'autres de la diphtérie. D'après lui, ce croup morbilleux commence rarement avant que la rougeole soit sur son déclin ou avant que le travail de desquamation soit commencé.

Pour Hénoch, la diphtérie se développe ordinairement dans le courant de la deuxième semaine ; pour Linsbauer, du sixième au huitième jour.

Chez nos malades, nous l'avons vue le plus souvent apparaître en pleine éruption ou du cinquième au neuvième jour, et revêtir alors une gravité d'autant plus grande que la date d'éruption morbilleuse était plus rapprochée. Ce n'est pas à dire qu'on ne rencontre plus de croup après le neuvième jour d'infection rubéolique, mais on peut dire que la rougeole augmente pour un temps relativement court, trois semaines environ, la réceptivité du malade pour la diphtérie et diminue la résistance de l'organisme aux infections.

Trouvtcheff dans sa thèse de Toulouse, avril 1901 ; Linsbauer, médecin de l'hôpital Stéphanie à Budapest, font l'étude des laryngites diphtériques rubéoliques. Ce dernier décrit deux espèces d'inflammation laryngée dans la rougeole : l'une, laryngite catarrhale ou sous-glottique, l'autre laryngite pseudo-membraneuse, — cette seconde, complication redoutable. Pathogéniquement, des recherches faites systématiquement ont montré que les laryngites, survenant après l'éruption et s'accompagnant de sténose sont, à quelques exceptions près, dues au bacille de Klebs-Loeffler. C'est aussi l'opinion de M. Marfan qui heureusement ajoute dans ses leçons sur la diphtérie : « La diphtérie morbilleuse s'observe presque exclusivement à l'hôpital, presque jamais dans la pratique privée. »

Pour ces auteurs, ces laryngites seraient dues à un bacille court. Il nous a été donné d'observer des laryngites diphtériques post-rubéoliques avec des bacilles longs et moyens, sans que l'on puisse, d'ailleurs, augurer du pronostic d'après la longueur du bacille.

Comment évolue cette laryngite diphtérique rubéolique ? Le tableau clinique qu'en trace notre prédécesseur, le Dr Girard, est à citer : « Le début est insidieux : Un enfant est en pleine éruption ou vient d'avoir la rougeole, il y a quelques jours, et présente une raucité de la toux très marquée ; sa voix est encore claire. Quelques heures après, ou le lendemain, la voix change de ton, devient enrouée, éraillée, de timbre désagréable : dès ce moment, on voit que le larynx est atteint et on doit aussitôt penser à la diphtérie. L'examen de la gorge s'impose. S'il décèle la présence de fausses membranes ne se détachant pas facilement de la muqueuse, ne se délayant pas dans l'eau, si l'on trouve de plus une adénopathie angulo-maxillaire, une rhinite avec écoulement sanguinolent, le diagnostic de propagation de la diphtérie au larynx s'imposera avant même d'avoir des signes plus inquiétants et sans examen bactériologique.

Mais la localisation de la diphtérie au pharynx et aux amygdales est loin d'être la règle ; leur examen sera le plus souvent, au contraire, négatif; pas le moindre enduit sur les amygdales, les piliers, ou même sur l'épiglotte, qu'on aperçoit quelquefois en déprimant fortement la base de la langue. Pas d'adénopathie, pas de coryza. On pourra encore espérer qu'il s'agit d'une laryngite morbilleuse vraie, mais l'examen bactériologique devra être fait aussitôt.

Le lendemain, la toux sera toujours rauque, mais la voix sera voilée ou même complètement éteinte, en même temps que les accès de suffocation avec tirage et inspiration sifflante auront fait leur apparition. Ces accès de suffocation surviennent d'abord par crises qui se produisent à intervalles éloignés : le petit malade est pris d'une angoisse terrible avec tirage intense ; il respire lentement avec une difficulté inouïe : à chaque inspiration la petite quantité d'air qu'il fait entrer dans son larynx sténosé produit un sifflement. Le visage se cyanose et si l'on n'est pas habitué à ce tableau clinique si émouvant, on peut croire que l'enfant va succomber à l'asphyxie. Il n'en est rien: au bout de quelques minutes, le calme revient et l'enfant recommence à respirer normalement. Mais au fur et à mesure que le croup fait des progrès, les accès deviennent de plus en plus rapprochés et plus violents; dans leur intervalle, il n'y a plus d'accalmie, la dyspnée persiste entre les crises et le tirage est devenu permanent. A cette période du croup, il est indispensable de surveiller de très près le malade ; on devine en effet que l'intervention sera indispensable à bref délai sous peine de voir l'enfant succomber à l'asphyxie dans un dernier accès de suffocation plus violent.

L'anatomie pathologique du croup morbilleux diffère peu de celle du croup ordinaire, et nous n'insisterons pas sur ce sujet; nous nous contenterons de dire que les ulcérations sont plus fréquentes dans la diphtérie associée à la rougeole. Elles sont en tous points semblables à celles qu'on rencontre quelquefois dans la laryngite diphtérique ordinaire ou à celles de la laryngite rubéolique tardive : leur aspect est le même et elles siègent comme elles, à la partie postérieure ou sur les parties latérales du chaton cricoïdien.

Le diagnostic de croup rubéolique sera facile quand l'affection aura débuté par une angine pseudo-membraneuse; mais quand on ne trouvera aucun enduit sur les amygdales ou le pharynx, il ne sera pas toujours aisé de dire si les accidents dont on est témoin dépendent de la diphtérie ou sont simplement dus à l'affection morbilleuse. Cependant l'évolution lente, l'apparition tardive des accès de suffocation, l'augmentation progressive de ces accès en nombre et en intensité, les modifications de la voix et de la toux devront faire penser à une localisation de la diphtérie au larynx.

Pourtant dans bien des cas, la clinique sera impuissante à dire si l'on est en présence d'un croup et l'examen bactériologique pourra seul permettre de se prononcer d'une façon certaine.

Telle est l'évolution en général du croup morbilleux et les difficultés diagnostiques auxquelles il peut donner lieu. Dans sa thèse le Dr Girard élimine l'étude des symptômes qui compliquent le croup en ces termes : « Mais malgré le sérum il arrive trop souvent encore que les petits malades succombent par asphyxie ou par intoxication diphtérique ; plus fréquemment encore, ils sont emportés par une complication, broncho-pneumonie. Ces complications ne sont point particulières au croup morbilleux et leur étude ne nous semble pas rentrer dans le cadre de notre sujet. » Il nous a paru que cette complication que nous avons toujours trouvée comme cause de la mort peut être considérée comme ayant la valeur d'un symptôme. Même ceux qui ont guéri, parmi nos petits malades, ont fait à un moment de l'évolution de leur maladie une poussée de bronchopneumonie. Nous aurons d'ailleurs à y revenir en étudiant l'évolution des phénomènes généraux.

L'évolution de la laryngite diphtérique post-rubéolique peut revêtir trois formes. Elle peut être si rapide qu'elle déjoue toutes les précisions comme dans les deux observations suivantes :

Observation VI. — I.... Alexandrine, 17 mois.

Rougeole le 8 mai.

Laryngite diphtérique, bacilles courts le 23 mai.

Tubage le 23 mai.

Mort le 24.

Observation VII. - *Rougeole. Laryngite. Mort en six jours.*

G... Marcel, 4 ans.

Le 21 avril 1910, a la rougeole depuis quatre jours. A son arrivée, on constate un coryza intense, la voix est éteinte et l'enfant est en proie à un tirage qui nécessite une intervention immédiate. Après plusieurs essais de tubage, on est forcé de faire une trachéotomie pour parer à une asphyxie imminente. On injecte 60 centimètres cubes de sérum.

Le 22 avril, l'examen de la gorge montre des fausses membranes sur l'amygdale gauche et sur la luette. L'ensemencement donne des bacilles moyens et longs. La température est à 37°1. Le pouls est bon, l'auscultation ne révèle aucun signe inquiétant. On injecte 40 centimètres cubes de sérum.

Le 23 avril, brusquement, la température monte à 38°9 ; l'état s'aggrave, la dyspnée est intense ; des râles de bronchite sont disséminés dans toute la poitrine.

On injecte encore 40 centimètres cubes de sérum.

Le 24, la bronchopneumonie s'installe et évolue avec rapidité ; le 27 avril au matin, l'enfant meurt.

D'autres fois l'évolution est plus lente ; nécessite des tubages répétés avant d'arriver à la trachéotomie comme dans le cas suivant :

Observation VIII. — *Rougeole. Laryngite diphtérique. Sept tubages. Trachéotomie. Mort.*

B... Blanche, 4 ans, est amenée à l'hôpital le 20 décembre 1909 en pleine éruption de rougeole. La voix est éteinte, la toux rauque et il y a du tirage sus et sous-sternal. Le soir à 7 heures, un accès de suffocation nécessite le tubage, qui est pratiqué avec un tube en ébonite. Au cours d'une tentative, on ramène avec le tube une fausse membrane verdâtre de consistance cartilagineuse dont la culture donne des bacilles courts et moyens. On ne voit rien dans la gorge.

On injecte 10 centimètres cubes de sérum.

Le 24 décembre, on détube l'enfant ; mais le 25 à 2 heures du soir, on est obligé de le retuber. Ce tube est craché le 26 au matin et replacé à midi.

Le 27 décembre, l'enfant crache encore son tube le matin et un accès de suffocation nécessite son remplacement le soir à 6 heures.

Et ce sera ainsi jusqu'au 21 janvier 1910. Pendant ce temps, le petit malade aura été tubé sept fois et aura gardé son tube en ébonite jusqu'à dix jours consécutifs sans être détubé. Chaque tentative de détubage est suivie immédiatement d'un accès de suffocation, dû à une spasme laryngo-trachéo-bronchique.

Le 21 janvier, on trachéotomise l'enfant et le 2 février il meurt de bronchopneumonie.

Pourtant la laryngite diphtérique post-rubéolique peut évoluer vers la guérison ; mais c'est alors au prix d'efforts soutenus et patients, de tubages répétés, de soins continus et d'une convalescence longue et délicate. L'observation de cet enfant dont la maladie dura huit mois et qui fut tubé quinze fois, est instructive à ce sujet. Nous la prenons dans la thèse de Girard :

Observation IX. — *Rougeole. Laryngite diphtérique. Tirage et accès de suffocation récidivant pendant plusieurs mois à intervalles variables. Quinze tubages. Guérison.*

M. . Roger, 7 mois. Entre au pavillon de diphtérie le 23 juin 1909.

L'enfant est en pleine rougeole. L'éruption occupe tout le corps : mais les taches sont plus abondantes à la face où elles ont une teinte ecchymotique.

Il n'y a pas de fausse membrane dans la gorge ; mais l'examen bactériologique révèle la présence de quelques bacilles courts et de staphylocoques. On injecte 20 centimètres cubes de sérum. La toux et la voix sont rauques et le tirage oblige à tuber.

Le 24 juin. La température monte à 39°6. On injecte de l'huile camphrée, de l'électrargol et on fait des enveloppements.

Le 25 juin. Le tube a été rejeté à 8 heures du matin ; on fait à l'enfant une injection de morphine, mais malgré cela on est obligé de refaire le tubage à 11 heures du matin le tube est rejeté presque aussitôt et à 1 heure de l'après-midi on fait un autre tubage ; mais l'enfant rejette encore son tube. Il a du tirage.

Le 26 juin. Le tirage persistant, on fait le tubage à 6 heures du matin avec un tube court de 2 ans. La dyspnée est continue et une grande quantité de mucopus est rejetée par la bouche. L'éruption a pâli sur l'abdomen et sur les membres inférieurs.

Le 27 juin. Signes de bronchite. On fait une injection d'huile camphrée et on donne un bain sinapisé.

Le 28 juin. La dyspnée persiste malgré le tube.

Le 29 juin. Bronchite généralisée. On essaie de calmer la dyspnée par une injection de morphine.

Le 30 juin. L'enfant a son tube depuis quatre jours, on le lui enlève à 10 heures du matin et on lui injecte 1/2 centimètre cube de morphine.

Le 1er juillet. La dyspnée a diminué. On fait une injection de 20 centimètres cubes de sérum.

Les 2 et 3 juillet, le tirage nécessite de la morphine.

Le 4 juillet. L'enfant est resté quatre jours sans être tubé, mais à 6 heures du soir, le tirage nécessite le tubage. On met à l'enfant un tube d'ébonite qui est craché à 1 heure du matin.

Le 5 juillet. On le retube avec un tube de Sevestre long qui est rejeté aussitôt. Pour la troisième fois on met alors un tube Marfan de 2 ans que l'enfant garde.

Le 6 juillet. L'enfant garde son tube et respire plus librement.

Le 11 juillet. Tubé depuis six jours : on enlève le tube à 3 heures du soir, après avoir fait une injection de morphine.

Du 11 au 18 juillet. L'enfant respire normalement sans tube. Le 18, il a un accès de suffocation qui cède à une injection de morphine ; le 21, deux accès qui cèdent à deux injections de morphine.

Le 23 juillet, à 5 heures du matin, nouvel accès de suffocations : l'enfant continue à tirer malgré deux injections de morphine. Dans le courant de la journée, plusieurs accès : l'un d'eux plus violent nécessite une injection d'un quart de centimètre cube de morphine à 8 heures du soir ; un autre, une nouvelle injection à minuit.

Le 21 juillet, le tirage persiste. On injecte de la morphine. Le tirage continue: l'enfant qui s'était passé de tube depuis quatorze jours est retubé à 10 heures du matin avec un tube d'ébonite pour enfant de 2 ans.

Le 31 juillet, le tube est resté en place six jours. Le 31, il est rejeté.

Le 1er août, l'enfant respire normalement sans tube.

Du 1er au 11, pas de tirage ; le 11, accès de suffocation qui oblige à remettre un tube Marfan.

Le 11 août, la respiration est normale : on note un érythème diffus, généralisé, scarlatiniforme avec une petite poussée de température. La gorge est un peu rouge. Desquamation des jambes et de la face.

Le 17 août, après cinq jours, l'enfant est détubé et pendant une dizaine de jours il continue d'aller bien, il n'y a pas de tirage.

Le 1er septembre, vers 8 heures du matin, petit accès de tirage qui cède avec des compresses chaudes au-devant de la gorge.

Le 2 septembre, le tirage augmente : deux nouveaux accès plus violents que la veille.

Le 3 septembre, le tirage est de plus en plus intense. On essaie un lavement de chloral (50 centigrammes) à 3 heures du soir. L'enfant reste sans tirer jusqu'à minuit. Après minuit, le tirage reprend ; mais bien moins intense que les jours précédents.

Le 5 septembre. L'enfant était resté sans tube depuis dix jours. Le 5, on est obligé de le retuber. Dans la journée, on lui donne du sirop d'éther et un bain sinapisé ; on lui fait une injection d'huile camphrée.

Le 6 septembre, à 7 heures du matin, l'enfant crache son tube. On lui fait alors une injection de morphine, mais malgré elle, il faut retuber. Après le tubage, le malade crache une fausse membrane. L'examen par frottis révèle la présence de bacilles de Klebs-Lœffler (courts). On fait aussitôt une injection de 10 centimètres cubes de sérum.

Le 7 et 8 septembre, on donne chaque jour de nouveau 20 centimètres cubes de sérum.

Le 10 septembre, après quatre jours de tubage, on enlève le tube et l'enfant respire normalement. Pendant douze jours, l'état est très satisfaisant. Il y a quelques accès de tirage, mais peu violents, et qui disparaissent d'eux-mêmes.

Le 22 septembre, le tirage ne cède pas à la morphine et il faut encore tuber. Le soulagement est immédiat.

Le 25 septembre, après trois jours de tubage, on détube, la respiration est normale. Pendant quelques jours l'enfant est calme et ne présente qu'un peu de tirage à des intervalles éloignés.

Le 6 octobre. Mais le 6 octobre, un accès plus violent qui ne cède pas à la morphine nécessite un nouveau tubage (tube Marfan, 2 ans). Le tubage est difficile : il y a un spasme intense et il faut attendre longtemps à l'entrée du larynx avant de pouvoir y pénétrer ; tout à coup, sans qu'on ait appuyé davantage, le tube est attiré dans le larynx.

Le 9 octobre, après un tubage de trois jours, on enlève le tube à 10 heures du matin ; l'enfant ne tire pas.

Le 10 octobre. On commence le 10 octobre des intubations quotidiennes de petite durée : on met dans le larynx sans difficulté un tube d'ébonite (2 ans) qu'on laisse pendant deux heures. Durant toute la journée, pas de tirage.

Le 11 octobre. Ce matin, l'enfant a du tirage continu très prononcé : pendant deux heures, il garde dans le larynx un tube d'ébonite (deux ans).

Le soir, l'enfant a encore du tirage et une syncope. On le retube à 7 heures avec un tube d'ébonite. Du 11 au 15, le tube reste en place.

Le 15 octobre, on détube et le malade respire sans tirage jusqu'au 1er novembre.

Le 1er novembre, le tirage apparaît de nouveau et nécessite un autre tubage : mais à 11 heures du soir le tube est rejeté.

Le 3 novembre, un accès de suffocation oblige à mettre un tube Marfan (2 ans). Le lendemain matin ce tube est rejeté et le tirage a cessé.

Le 12 novembre, depuis huit jours, le tirage a disparu. De sa précédente crise de tirage, l'enfant avait eu une acholie complète (selles décolorées, réaction de Triboulet au sublimé acétique négative).

Les selles sont redevenues normales et les pigments ont réapparu aussitôt après la cessation du tirage.

Aujourd'hui, l'enfant est de nouveau acholique.

Le 20 novembre. A partir du 20 novembre, le tirage apparaît par intermittences.

Le 22 novembre, le tirage a augmenté et on met encore un tube ; le soulagement est immédiat. Après quatre jours, on détube, le 25 novembre, et le petit malade reste jusqu'au 15 décembre sans avoir d'accès de tirage.

Le 15 décembre, un accès de suffocation oblige de nouveau à mettre un tube. Ce tube reste en place trois jours et est rejeté spontanément. C'est le quinzième tubage qu'a subi notre petit malade.

L'enfant resta dans le service jusqu'au 15 mars 1910 ; mais à partir du 15 décembre 1909 on n'est plus obligé de lui faire d'intubation. Quand il se met en colère, quand il pleure, on observe quelquefois de petits accès de tirage ; mais ces phénomènes disparaissent d'eux-mêmes ou par le traitement médical ordinaire.

L'enfant part pour Médan le 15 mars 1910 dans un état excellent.

Quels sont les facteurs de la gravité de ces laryngites diphtériques post-rubéoliques ? Ils sont de deux ordres, locaux et généraux. Nous avons déjà vu l'influence de la bronchopneumonie sur l'évolution de ces laryngites.

Localement, l'ulcération tient une place prépondérante. Dans la plupart des cas en effet, quand on retire le tube de métal placé dans le larynx de l'enfant, on constate sur sa surface l'existence de taches noires. Ces taches répondent à la présence d'une ulcération et c'est la marche de cette ulcération qui règle celle de la maladie, depuis la laryngite ulcéreuse banale qui guérit par cicatrisation de la plaque ulcérée jusqu'à la laryngite cricoïdienne oblitérante chronique d'Eyméoud. Mais il est des cas où sans ulcération on éprouve des difficultés du genre de celles que nous avons relatées dans l'observation ci-dessus. Nous en avons observés dans le service qui se sont terminés par la trachéotomie. L'adénopathie trachéo-bronchique, par l'action irritante qu'elle exerce parfois sur le pneumogastrique ; le spasme non seulement laryngé, mais encore trachéo-bronchique constaté chez un de nos petits trachéotomisés peuvent nous donner une explication de ces phénomènes laryngés et respiratoires graves qui pourraient entraîner la mort.

Bien que le traitement ne rentre pas dans le cadre de notre sujet, il a été si âprement discuté et à une époque encore si proche de nous que nous ne pouvons pas ne pas en parler. Sérum et tubages répétés nous ont paru les meilleurs moyens de lutter contre cette terrible complication. C'est d'ailleurs la méthode préconisée par MM. Comby et Marfan et que nous avons appris à connaître dans le service de M. Aviragnet.

CHAPITRE IV

Evolution de la diphtérie oculo-nasale

Heureusement très rare puisque sur 2.023 diphtéries nous ne l'avons observée qu'une fois, cette localisation diphtérique à la suite de la rougeole est presque fatalement mortelle.

Déjà Trousseau dans ses leçons cliniques disait : « De toutes les manifestations de la maladie, celle qui a lieu sur la muqueuse olfactive est la plus alarmante. Sur vingt individus atteints de diphtérie nasale, dix-neuf succombent. »

Laugier dans sa thèse de Lyon (1907) décrit, à côté de la conjonctivite diphtérique ordinaire survenant au cours de l'angine ou en dehors d'elle, qui depuis la sérothérapie est considérée par la plupart des oculistes comme une maladie relativement bénigne ; une forme de conjonctivite toujours grave, très souvent mortelle. Cette conjonctivite apparaît soit au cours de la rougeole, soit peu après la fin de l'éruption. Elle peut ne pas être précédée d'autres manifestations diphtériques, cliniquement elle est caractérisée par l'ulcération et la perforation précoce de la cornée.

Enfin Weil et Mouriquaud rapportent, dans les *Archives de médecine des Enfants* (1909), l'observation suivante :

Observation X (Weil et Mouriquand). — *Coqueluche, varicelle à l'entrée. Rougeole contractée dans le service. Conjonctivite diphtérique avec participation de la cornée. Marche progressive malgré le traitement. Autopsie.*

Jean S..., 12 mois, entre le 17 février 1910 à la crèche Saint-Ferdinand.

Père bien portant, voiturier ; mère morte le 27 janvier 1908 à la première infirmerie. Pas de fausses couches, cinq enfants, l'aîné âgé de 11 ans, trois sont bien portants. Une enfant âgée de 4 ans est à Saint-Ferdinand.

Né à terme (grossesse et accouchements sans incidents). Nourri au sein par sa mère jusqu'à 10 mois. Depuis mange avec les parents, il marche à 11 mois. N'avait jamais été malade jusqu'au 27 janvier. Le 27 janvier, fut envoyé à Saint-Pothain, à l'occasion de la maladie de sa mère. Descendu de Saint-Pothain et amené à la Charité parce qu'il a des quintes de coqueluche et une éruption vésiculeuse sur le corps.

A l'examen : Facies un peu bouffi. Ulcération légère du frein de la langue. Quintes peu nombreuses ; mais assez intenses.

Aux poumons : quelques râles muqueux de gros volume. Pas de matité ni de souffle ; mais râles fins.

On remarqua la coexistence de deux pustules vaccinales au bras droit (on ne sait à quelle date l'enfant a été vacciné ; mais les pustules paraissent être à la fin de la période de suppuration), et d'une éruption vésiculeuse typique de varicelle.

Cette éruption était au début, à l'entrée, il n'existait que quelques vésicules à la face. Actuellement, quelques heures après, on trouve quelques vésicules sur le corps. Rien au cœur.

Abdomen, foie, rate, normaux. Rien du côté du système nerveux. L'éruption de varicelle est de plus en plus typique. Elle procède par poussées successives avec éléments d'âge différent au niveau de la même région. L'éruption aujourd'hui est généralisée. Les pustules vaccinales reposent sur une base un peu rouge, enflammée. L'une d'elles commence à se dessécher.

Le 5 mai. L'enfant a pris une éruption de rougeole le 30 avril après trois jours de température à grandes oscillations sans troubles fonctionnels bien caractéristiques. L'éruption rubéolique est bien sortie et a duré trois ou quatre jours. Actuellement, depuis ce matin, paupières gonflées et avec enduit grisâtre mince sur les conjonctives. Quand on retourne les paupières, on voit sur la face interne, tout le long du bord libre, un dépôt légèrement grisâtre. Sur la conjonctive et la cornée se voient des fausses membranes blanchâtres, facilement mobilisables. La cornée présente un aspect légèrement opalescent ; immédiatement et en dehors de celle-ci, la conjonctive présente un bourrelet œdémateux et une légère réaction congestive. Il n'y a aucune ulcération de la cornée. L'aspect est à peu près le même pour les deux yeux, les lésions sont cependant plus nettes du côté gauche. Il existe un écoulement nasal assez abondant. La culture des exsudations de l'œil montre, après dix-huit heures d'étude, des colonies assez abondantes. Cependant à l'examen de ces colonies, pratiqué par M. Policard chef de laboratoire, on ne trouve pas de Lœffler, mais seulement des cocci. Dès ce matin, aussitôt le diagnostic de diphtérie porté, on a fait à l'enfant une injection sous-cutanée de 10 centimètres cubes de sérum de même nature. M. Grandclément voit l'enfant le soir et conseille de faire des instillations toutes les deux heures, une fois avec du sérum, une fois avec de l'argyrol à 1 pour 20.

Le 6 mai, l'état général, ni l'état local des yeux ne se sont améliorés. La dyspnée est toujours très marquée. L'état des yeux est sensiblement plus mauvais : le chémosis a notablement augmenté, la bande lardacée grisâtre qui bordait le bord libre des paupières est plus nette. Les exsudats plus abondants ainsi que l'œdème de la conjonctive. On continue le même traitement local et on injecte de nouveau 10 centimètres cubes de sérum sous-cutané. Une nouvelle culture des produits conjonctivaux donne du bacille de Lœffler.

Le 7 mai, état général toujours très grave. L'aspect des yeux est très vilain : les paupières sont toujours très tuméfiées, surtout à gauche. La bande bordant les bords libres est moins grisâtre, plus rosée que la veille. Par contre l'état du globe oculaire a empiré.

La conjonctive présente un aspect opalescent dans toute son étendue ; l'œdème conjonctival est très marqué. Il n'y a pas d'ulcération nettement visible. Sur le corps, au niveau du cou notamment, certains éléments de la varicelle ancienne ont pris un aspect nécrotique. La température se maintient à 39°7. La dyspnée est toujours très vive.

Au-dessous de la pointe de l'omoplate gauche existe une plaque gangreneuse de la grandeur d'une pièce de 50 centimes, avec un fond noirâtre, sec, entouré d'une auréole rouge vif. Injection sous-cutanée de sérum de 10 centimètres cubes; instillations de sérum.

Le 8 mai, M. Grandclément revoit l'enfant. Il fait remplacer l'argyrol par une pommade à l'iodoforme. On continue les instillations de sérum dans l'œil toutes les deux heures. Injection sous-cutanée de 10 centimètres cubes de sérum. Les yeux ont le même aspect, l'opacité de la cornée augmente.

Le 9 mai, injection sous-cutanée de 10 centimètres cubes de sérum. Le dépoli de la cornée augmente.

Le 10 mai, injection sous-cutanée de 10 centimètres cubes de sérum.

Le 11 mai, injection sous-cutanée de 10 centimètres cubes de sérum. Les cornées des deux côtés sont recouvertes de fausses membranes épaisses.

Le 12 mai, nouvelle injection de sérum : le traitement local a été régulièrement continué, sérum dans l'œil et pommade iodoformée. Les deux yeux présentent un aspect vitreux blanchâtre. L'escarre qui siégait au-dessous de l'omoplate gauche, s'est desséchée et semble se cicatriser. Le coryza date du début de la rougeole.

Il a persisté jusqu'à la mort ; mais de façon peu intense.

Le 13 mai, l'enfant meurt sans phénomènes particuliers Autopsie le 14 mai 1908.

Plaques d'atélectasie. Pas de véritable hépatisation. Pas de nodules péribronchiques. Zone de splénisation. Bronchiolite purulente.

Peu de ganglions trachéo-bronchiques non caséeux.

Cœur sain.

Foie un peu décoloré, aspect gras.

Rate hypertrophiée.

Reins malades, gros et blancs.

Larynx : ulcération lenticulaire ovale dans le sens transversal au point d'attache des replis aryténo-épiglottiques, bords décollés, fond sanieux.

Centres nerveux : congestion simple.

Yeux. Chute de l'escarre de la cornée gauche. Infiltration de la cornée droite.

Il nous a été donné à nous-même d'en observer le cas suivant :

Observation XI. — *Rougeole. Diphtérie oculo-nasale. Perte de l'œil. Mort.*

U.. Suzanne, 19 mois.

Entre à l'hôpital le 30 avril 1910 dans un service de médecine.

Depuis deux mois, l'enfant a perdu l'appétit, a pâli, est faible, tousse un peu et a une température qui oscille entre 37°5 et 38°. Les signes physiques ne présentent rien de précis ; cependant, déjà à ce moment on note un coryza assez abondant.

Pendant un mois l'état reste le même ; la température oscille entre 37° le matin et 39° le soir. Cependant le poids de l'enfant reste à peu près stationnaire entre les limites de 9 et 10 kgr. 100.

Le 5 juin, l'enfant commence une rougeole ; la température monte à 40°5 dans les jours qui suivent.

Le 12 juin, l'éruption a disparu ; mais le coryza persiste, en même temps que les yeux présentent une conjonctivite de nature encore indéterminée.

Le 13 juin, l'enfant est passée au pavillon de la diphtérie. L'examen bactériologique de l'écoulement nasal et de la culture obtenue par un frottis de la conjonctive décèle la présence de bacilles moyens.

Le 15 juin, la situation est la suivante. Enfant très abattue, Pouls petit, dépressible à 112. Température 38°.

Les paupières sont collées et tuméfiées ; l'œil est uniformément rouge et dans l'angle interne de l'œil gauche on aperçoit une fausse membrane.

Il existe un coryza bilatéral abondant.

Le 16 juin, l'état général semble un peu meilleur, la température est à 37°7 ; le pouls à 108 mais mou.

Les yeux semblent moins œdématiés, mais sont couverts de fausses membranes.

Le 17 juin, l'état est stationnaire dans la journée ; mais vers le soir, l'enfant est pris de diarrhée et le pouls monte à 128 bien que la température soit de 37°5.

Le 18 juin, la température monte brusquement à 40° et la bronchopneumonie s'installe avec des foyers disséminés dans les deux poumons.

Les yeux pourtant vont un peu mieux ; les fausses membranes se décollent sous l'influence du traitement. Le soir la température est de 40°6.

Le 19 juin, on ne constate aucune amélioration ; la bronchopneumonie fait des progrès. Cependant les yeux sont débarrassés des fausses membranes, mais laissent voir une cornée ulcérée en très mauvais état.

Le lendemain, l'œil est perdu complètement par perforation de la cornée.

Enfin le 21 juin, à 1 heure du matin, l'enfant meurt malgré

tous les soins et l'énergie du traitement qui a consisté en injections de sérum antidiphtérique ; 20 centimètres cubes le 13 juin, 10 centimètres cubes les 14 et 16 juin, en bains locaux par pansements des yeux avec du sérum ; en injections d'huile camphrée, de spartéine, de strychnine.

En décrivant la diphtérie adénoïdienne Vergely et Rocaz nous ont fourni la possibilité de nous expliquer la gravité de cette forme de diphtérie. Avec ce que nous savons actuellement de la toxine diphtérique et de son mode d'action, il nous est permis de supposer qu'une diphtérie adénoïdienne peut déverser dans l'organisme une quantité de toxine suffisante déjà pour entraîner la mort, au moment où cette diphtérie adénoïdienne se révèle par des manifestations oculo-nasales. En effet, ce n'est pas par sa localisation que cette diphtérie tue; c'est par l'intensité des phénomènes généraux.

C'est aussi par l'intensité de ces phénomènes généraux que la diphtérie consécutive à la rougeole tue dans ses autres formes. Chez tous nos petits décédés, le syndrome cardio-gastro-pulmonaire se manifestait quand l'évolution n'était pas trop rapide. Mais il est une complication qui jamais ne fit défaut pour entraîner la mort, c'est la bronchopneumonie. Cela d'ailleurs n'est pas fait pour étonner puisqu'elle est la complication redoutée des deux affections diphtérie et rougeole évoluant séparément. Cependant il semble que la diphtérie, même sous forme d'angine commune, fasse un rappel à la bronchopneumonie quand elle évolue pendant ou après une rougeole, comme en témoigne l'observation suivante :

Observation XII. — *Rougeole. Diphtérie. Bronchopneumonie. Mort.*

J... Louis, 2 ans, est soigné depuis le 20 avril 1910, pour une rougeole. Le 28 avril, date du passage à la diphtérie. On constate, à l'examen de la gorge, la présence d'un enduit putrilagineux dont la culture donne des bacilles moyens. A l'auscultation, on entend dans les deux poumons des râles sous-crépitants ; le cœur est mou. La température monte brusquement à 40°5. On injecte 20 centimètres cubes de sérum et 10 centimètres cubes d'électrargol.

Le 29, l'état semble empirer ; l'enfant est anxieux, abattu ; les ailes du nez sont animées de battements, la respiration rapide et superficielle. Le cœur est à peine entendu et l'enfant meurt le 30 au matin des suites de sa bronchopneumonie.

Tous ces enfants qui meurent de bronchopneumonie succombent à l'asphyxie. Paul Bert et Mosso ont étudié avec soin l'action de la privation d'oxygène sur l'organisme. Mosso en outre a démontré que l'anoxhémie entraîne toujours une paralysie du pneumogastrique, ce qui explique les lésions congestives du poumon constantes dans les asphyxies. Ne peut-on pas supposer que la toxine diphtérique, localisée sur le bulbe et paralysant le pneumogastrique, crée un état congestif du poumon à la faveur duquel va se développer la bronchopneumonie. Cette bronchopneumonie à son tour, par l'anoxhémie qu'elle provoque, entretient la paralysie du pneumogastrique. Simple hypothèse, certes, mais qui nous paraît pouvoir expliquer outre la bronchopneumonie et les accidents cardiaques (tendance vers le rythme fœtal), les échecs de la sérothérapie même intensive dans les cas qui nous occupent.

CHAPITRE V

Évolution des accidents sériques

La question des accidents sériques ne rentre qu'indirectement dans notre sujet. Cependant, il nous a semblé que la rougeole évoluant avant la diphtérie influe sur les accidents sériques pour leur donner une intensité et même une gravité exceptionnelle. Nous avons même observé dans le service, avec M. Bloch Michel, un cas de phénomène d'Arthus gangreneux qui s'est produit dans ces conditions; fait qui vient corroborer l'opinion que nous avons émise de la tendance au processus gangreneux de la diphtérie au décours de la rougeole.

A quoi est due cette gravité des accidents sériques ? Débilité du terrain, réceptivité spéciale de l'organisme influencé par la rougeole, ou phénomènes d'anaphylaxie revêtant une allure particulière empruntée à l'évolution. Cette dernière hypothèse, très séduisante, nous donnera sans doute un jour la solution du problème ; mais elle est encore trop neuve, trop sujette à discussion pour que nous puissions l'envisager autrement qu'à titre d'hypothèse.

Parmi les cas d'éruption sérique que nous avons observés, nous retiendrons un cas d'erythème, un cas de phénomène d'Arthus simple ; enfin le cas de phénomène d'Arthus gangreneux dont nous avons parlé plus haut.

Observation XIII. — *Rougeole. Angine commune plus croup. Erythème sérique. Guérison.*

R... Renée, 2 ans; entre le 20 février 1911 à l'hôpital pour une rougeole. Le 12 mars, l'enfant est envoyée au pavillon de la diphtérie.

A son entrée, on trouve des fausses membranes sur les deux amygdales et sur la luette. Ni tirage, ni cornage; cependant la toux est un peu rauque, mais la voix est claire. Brusquement dans la nuit un tirage sus et sous sternal éclate, suffisant pour nécessiter le tubage à 3 h. 1/2 du matin pour parer à un accès de suffocation. On injecte 60 centimètres cubes de sérum. Le soir, l'enfant paraît si soulagé qu'on le détube à 10 heures.

Le 14 mars, l'examen de la culture donne des bacilles longs. Dans la gorge, on voit des traînées blanchâtres sur les deux amygdales et sur les piliers. La respiration est restée bruyante depuis le détubage. On injecte un quart de centigramme de morphine à 8 heures du matin et un autre à 2 heures de l'après-midi. Malgré cela on est obligé de retuber dans la soirée. Dans les jours qui suivent, la gorge se nettoie peu à peu sous l'influence d'une nouvelle injection de sérum de 10 centimètres cubes; mais la température est montée à 39°6 et des foyers de bronchopneumonie sont apparus. Ils ont cédé aux enveloppements sinapisés et le 17 mars au soir, l'enfant crache son tube et semble bien aller. La température se maintient autour de 37°, l'état général est bon, quand le 23 mars, la température monte à 38° et l'enfant est couvert d'un érythème généralisé, intense, avec prurit. Pendant trois jours, la température reste élevée et l'érythème ne disparaît que six jours après son apparition. Enfin, le 13 avril, l'enfant sort de l'hôpital convalescent.

Observation XIV. — *Rougeole. Laryngite Éruption sérique. Mort.*

M... Ferdinand, 16 mois, entre à l'hôpital, le 16 juillet 1911 pour une rougeole avec bronchopneumonie.

Température, 41°2. On lui injecte 10 centimètres cubes de sérum.

Le 20 juillet, il entre au pavillon de la diphtérie où il est envoyé à cause d'un tirage intense avec accès de suffocation qui nécessitent le tubage. Il n'y a pas de fausses membranes; mais l'ensemencement de la gorge révèle la présence de bacilles moyens. On injecte 10 centimètres cubes de sérum.

Les jours suivants, l'état semble s'améliorer, la température descend à 37°8; on injecte le 22 juillet 10 autres centimètres cubes de sérum.

Le 24 juillet, un érythème généralisé intense, du type de l'érythème marginé aberrant fait son apparition. La température remonte à 39°6; la face est cyanosée; les ailes du nez sont agitées de battements et l'auscultation révèle des râles crépitants disséminés dans les deux poumons. L'enfant détubé à 4 heures du soir est retubé à 1 heure du matin avec un tube long. La dyspnée et la cyanose s'accentuent encore et on détube l'enfant à 5 heures du matin.

Le 26, la température remonte à 40, le pouls bat à 144, faible, dépressible; la dyspnée est intense mais sans tirage.

L'éruption sérique a pris les caractères d'un phénomène d'Arthus localisé à l'abdomen.

Le 27, l'état ne fait qu'empirer, la dyspnée est extrême, le pouls incomptable et le 28, l'enfant meurt emporté par la bronchopneumonie.

Observation XV. — *Angine diphtérique guérie. Rougeole puis croup. Phénomène d'Arthus gangreneux. Mort.*

E.., Henry, 4 ans, entre le 21 mars 1911 dans le service de diphtérie pour une angine diphtérique commune à bacilles longs, et en sort guéri le 3 avril. Pendant cette période, on lui a fait le 21 mars une injection de sérum de 10 centimètres cubes. Mais l'enfant, ayant déjà été injecté il y a deux ans, fait 2 éruptions sériques : l'une le 22 mars, vingt-quatre heures après l'injection, l'autre le 26 mars. Chaque fois ce fut un érythème simple et assez fugace.

Cinq jours après sa sortie du service, le 8 avril, l'enfant fait une rougeole et le 11 avril il revient au pavillon de la diphtérie avec un tirage intense; la voix est éteinte, la toux rauque, On le tube immédiatement et il rejette des fausses membranes à bacilles moyens. Rien dans la gorge.

Pendant qu'il était aux douteux, on lui a injecté 10 centimètres cubes de sérum et il a eu immédiatement de l'urticaire. A son arrivée dans le service, on lui fait encore une injection de 10 centimètres cubes de sérum.

Le 15 avril, au niveau de l'injection abdominale on constate un œdème considérable s'étendant dans le dos et jusqu'aux aisselles. Les téguments sont violacés et on remarque au niveau de chaque piqûre un piqueté hémorragique.

Le 16 avril, l'état général a empiré. La température est de

39°7. Au niveau des injections de sérum, la tache ecchymotique a pris l'aspect d'une eschare. La peau, sur un espace grand comme une pièce de 5 francs est noirâtre, entourée d'un liséré rouge d'élimination, dans les deux fosses iliaques. Tout l'abdomen est œdématié, dur, douloureux; les téguments sont jaunes, violacés. On met des compresses humides sur le ventre. Le pouls est à 110; le cœur a un premier bruit assourdi et présente une tendance au rythme fœtal.

Le 17, l'état du cœur et des poumons reste le même. Le ventre est œdématié et présente une eschare noire entourée d'une zone empâtée diffuse. L'examen bactériologique ne révèle rien de particulier; microbes ordinaires et quelques anaérobies.

Le 18, la température est 39°4; le pouls bat à 120; le cœur est meilleur; le ventre est moins œdématié; mais les eschares tendent à se détacher.

Le 19, l'eschare du côté droit s'est améliorée mais à gauche, le processus gangreneux s'accentue; l'eschare s'est accrue, le derme forme une ulcération semi-lunaire de 4 centimètres de large, à fond sanieux, très fétide. L'œdème dans la région des bourses est très douloureux.

Le 22 avril, l'état local est le même. La peau est décollée du plan musculaire sur une vaste étendue, s'étendant vers la ligne médiane jusqu'à l'ombilic; en haut jusqu'au rebord costal; en bas à peu près jusqu'à l'arcade de Fallope; en dehors jusqu'à une ligne verticale passant en dehors de l'épine iliaque.

On badigeonne le fond de la plaque de gangrène avec de la teinture d'iode et on en sertit tout le pourtour d'une couronne de pointes de feu profondes.

Le 25 avril, la plaque de gangrène abdominale s'est un peu nettoyée. L'eschare est tombée et laisse voir le muscle qui est rouge.

Dans les jours qui suivent, l'eschare s'étend de plus en plus malgré tous les efforts et le 29 avril l'enfant succombe.

Comme nous le pensions, nous nous trouvons bien dans ce cas en présence de faits d'anaphylaxie puisque l'enfant avait déjà eu du sérum ; mais ce que nous ignorons, c'est la nature du facteur qui donne à ces phénomènes, leur gravité.

Il est encore intéressant de remarquer que cet enfant, guéri d'une première atteinte de diphtérie, est repris de diphtérie à la faveur de la rougeole. Il semble en effet que la rougeole est capable de réveiller une diphtérie. D'ailleurs Barbier cite le cas d'un enfant de 3 ans 1/2 qui, atteint de croup et d'angine diphtérique guérit ; dix-sept jours après, il commence une rougeole et la diphtérie réapparaît le même jour. Il ajoute : « Lorsqu'une rougeole survient chez un enfant convalescent de diphtérie depuis moins de deux mois, la rougeole peut faire réapparaître la diphtérie » et cette diphtérie est généralement plus grave que la première.

CHAPITRE VI

Pronostic

Le pronostic d'une affection aussi grave que celle dont nous avons entrepris la description ne peut être que sombre. Il l'est cependant moins qu'il ne le fut. En effet, il fut un temps où la diphtérie morbilleuse était considérée comme comportant un pronostic fatal. Sanné donne les proportions suivantes :

Sur 100 diphtéries morbilleuses :

83 décès,
15 guérisons,
2 douteux.

En 1882, Béclère, dans une thèse intitulée : *De la contagion de la rougeole*, écrit : « Dans bien des cas la diphtérie vient compléter l'œuvre de destruction commencée par la rougeole et trop souvent elle détermine la mort d'enfants qui auraient certainement guéri sans cette complication. Sur 60 rougeoles, 14 ont contracté la diphtérie, 13 sont mortes. »

A l'hôpital Trousseau en 1883, Florand relate deux guérisons sur 40 croups opérés.

Pennel aux Enfants-Malades donne 4 guérisons de diphtérie morbilleuse et toutes quatre, d'angine sans croup.

Renault enfin, en 1886, sur 72 cas constate 57 décès.

Déjà avec la thèse du Dr Girard nous obtenons des chiffres plus rassurants, et notre statistique faite aux Enfants-Malades et portant sur 2.023 cas de diphtérie dont 49 de diphtérie morbilleuse nous donne les résultats suivants : Sur 49 diphtéries morbilleuses:

25 décès ;

24 guérisons

se décomposant ainsi :

15 angines	33 croups	1 diphtérie oculaire
9 décès	15 décès	
6 guérisons	18 guérisons	1 décès.

On le voit, la mortalité encore très élevée, environ 50 %, n'a plus le caractère inexorable qu'elle avait auparavant. Nous ne pouvons pas non plus ne pas remarquer qu'elle est plus élevée pour les angines que pour les croups, ce qui va un peu à l'encontre de l'opinion couramment admise. Si l'on pense à l'influence qu'ont sur l'évolution les manifestations d'ordre général, on sera moins surpris.

Il nous a paru intéressant d'étudier l'influence de l'âge sur l'évolution de la maladie et de rechercher s'il n'y avait pas dans l'apparition de la diphtérie après l'éruption de la rougeole une limite au delà de laquelle le pronostic s'éclaircirait.

Nous avons constaté que plus l'enfant est jeune, plus la maladie revêt de gravité, comme le montre le tableau suivant :

Sur 25 décès :

De 1 à 2 ans.	13
2 à 3 ans.	6
3 à 4 ans.	2
4 à 5 ans.	2
5 à 6 ans.	0
6 à 7 ans.	1
7 à 8 ans.	1
8 à 9 ans.	0

et que ces décès sont d'autant plus nombreux que l'on est plus près de la date d'apparition de la maladie.

Dans les quarante-huit heures . . .	2	décès
Du 2ᵉ au 3ᵉ jour	11	—
3ᵉ au 4ᵉ jour	0	—
4ᵉ au 5ᵉ jour	1	—
5ᵉ au 6ᵉ jour	3	—
6ᵉ au 7ᵉ jour	2	—
Après la première semaine	6	—

Il nous faut encore ajouter que dans les cas de guérison, la maladie dure toujours très longtemps. Ce n'est qu'au prix de patients efforts (des enfants ont nécessité 15 et 18 tubages successifs) que l'on arrive à sauver les petits malades.

CONCLUSIONS

Il nous semble que nous ne pouvons mieux conclure qu'en présentant, sous deux tableaux, la statistique de l'hôpital des Enfants-Malades du 1er mars 1909 au 1er septembre 1911.

Dans le premier tableau nous présenterons la fréquence de l'affection globalement, puis sous chacune de ses formes. On y remarquera la rareté relative de l'affection que nous avons décrite; la fréquence assez grande de l'angine comparativement au croup; enfin la grande rareté de la localisation oculaire de la diphtérie à la suite de la rougeole.

Tableau I

NOMBRE de diphtéries traitées dans le service	DIPHTÉRIE succédant à la rougeole	ANGINES	CROUP	DIPHTÉRIE oculaire
2023	49	15	33	1

Dans le second tableau nous exposerons l'évolution des 49 cas traités dans le service et nous en tirerons les conclusions suivantes :

a) Gravité de l'angine même commune;

b) Gravité du croup;

c) Gravité de la localisation oculo-nasale.

Tableau II

NOMBRE de diphtéries traitées	NOMBRE de diphtéries morbilleuses	ANGINES		CROUP		DIPHTÉRIE oculaire	
2023	40	15		33		1	
		Décès	Guéris	Décès	Guéris	Décès	Guéris
		9	6	15	18	1	0

Dans le cours de notre étude nous avons attiré l'attention sur la tendance vers l'évolution gangreneuse; sur sa gravité suivant sa date d'apparition et suivant l'âge de l'enfant.

Plus la date d'éruption morbilleuse est proche, plus l'enfant est jeune; plus la maladie est grave.

Aussi nous est-il un peu consolant de penser que cette terrible affection est, comme le dit M. Marfan, presque exclusivement une affection d'hôpital, et ne se rencontre presque jamais dans la pratique privée.

RF

BIBLIOGRAPHIE

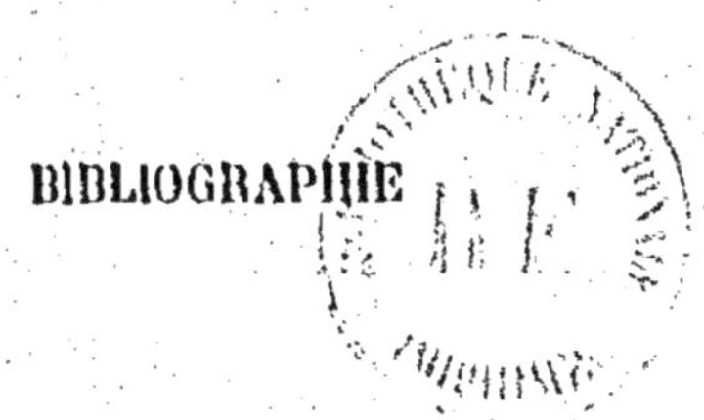

GIRODE. — Diphtérie et gangrène, 1881.

BECQUEREL. — Epidémie d'affection pseudo-membran. et gangreneuse qui a régné aux Enfants-Malades de Paris dans le cours de 1841.

BOUDET. — 1840.

GUIZETTI. — Nuove merce Catheriologiche nel Roma (Il Policlino marzo).

FREYMUTH ünd PETRESCHKY. — Ein fall Von Gangrenose mit Diphterie bacillenbesünd bechandlng mit Heilsenn Heilung.

TROUSSEAU. — Cliniques de l'Hôtel-Dieu, tome I.

CORNIL. — Archives de Physiologie, 1881.

LABOULBÈNE. — Les affections pseudo-membraneuses.

RILLIET ET BARTHEZ. — Maladies des enfants, 1853.

WEIL. — La diphtérie aux Enfants-Malades, 1903,

RENAULT. — Diphtérie et rougeole. Paris, 1880.

ROSEN DE ROSENSTEIN, traduit par Le Febvre de Villebrune, Montpellier, 1792.

CAMPAIGNAC. — Thèse de Paris, 1812.

PETER. — Thèse de Paris, 1859.

BLANKAERT. — Thèse de Paris, 1868.

COMBAULT. — Thèse de Paris, 1879.

ARMAND DELILLE. — 1902.

HERMANN BRUNING. — Contribution à la clinique et à la pathogénie du noma.

LINSBAUER. — La laryngite pseudo-membraneuse compliquan la rougeole. Archives dem édecine des enfants, 1903.

TROUVTCHEFF. — Thèse de Toulouse, 1901.

WEST. — Medical Gazette, 1813.

COMBY. — L'intubation dans la rougeole.

WEIL ET MOURIQUAND. — Archives de médecine des enfants, 1900.

SANNÉ. — Traité de la diphtérie, 1878.

FLORAND. — Revue des maladies de l'enfant, 1881.

SEVESTRE ET BOMUS. — Archives de médecine des enfants, 1899.

BOUCHUT. — Traité des maladies de l'enfance.

BARBIER. — Revue mensuelle des maladies de l'enfance, 1886.

CADET DE GASSICOURT. — Cliniques des maladies de l'enfance.

EYMÉOUD. — Thèse de Paris, 1901.

GRANCHER. — Traité des maladies de l'enfance.

MARFAN. — Leçons cliniques sur la diphtérie.

VARIOT. — Bulletin de la Société de médecine des hôpitaux, 17 mars 1899.

DEGUY. — Bulletin de la Société de pédiatrie, avril 1902. Association de la diphtérie et de la rougeole.

BAYEUX. — La diphtérie depuis Arétée de Cappadoce jusqu'à nos jours.

SEVESTRE ET MARTIN. — Traité des maladies de l'enfance, tome I.

MAYENNE, IMPRIMERIE DE CHARLES COLIN

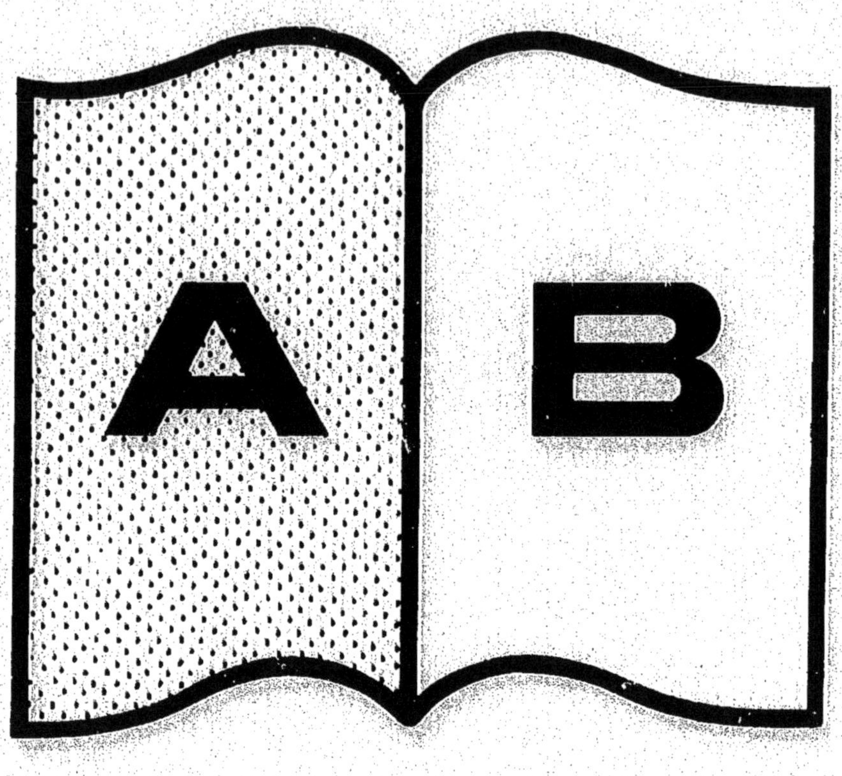

Contraste insuffisant

NF Z 43-120-14

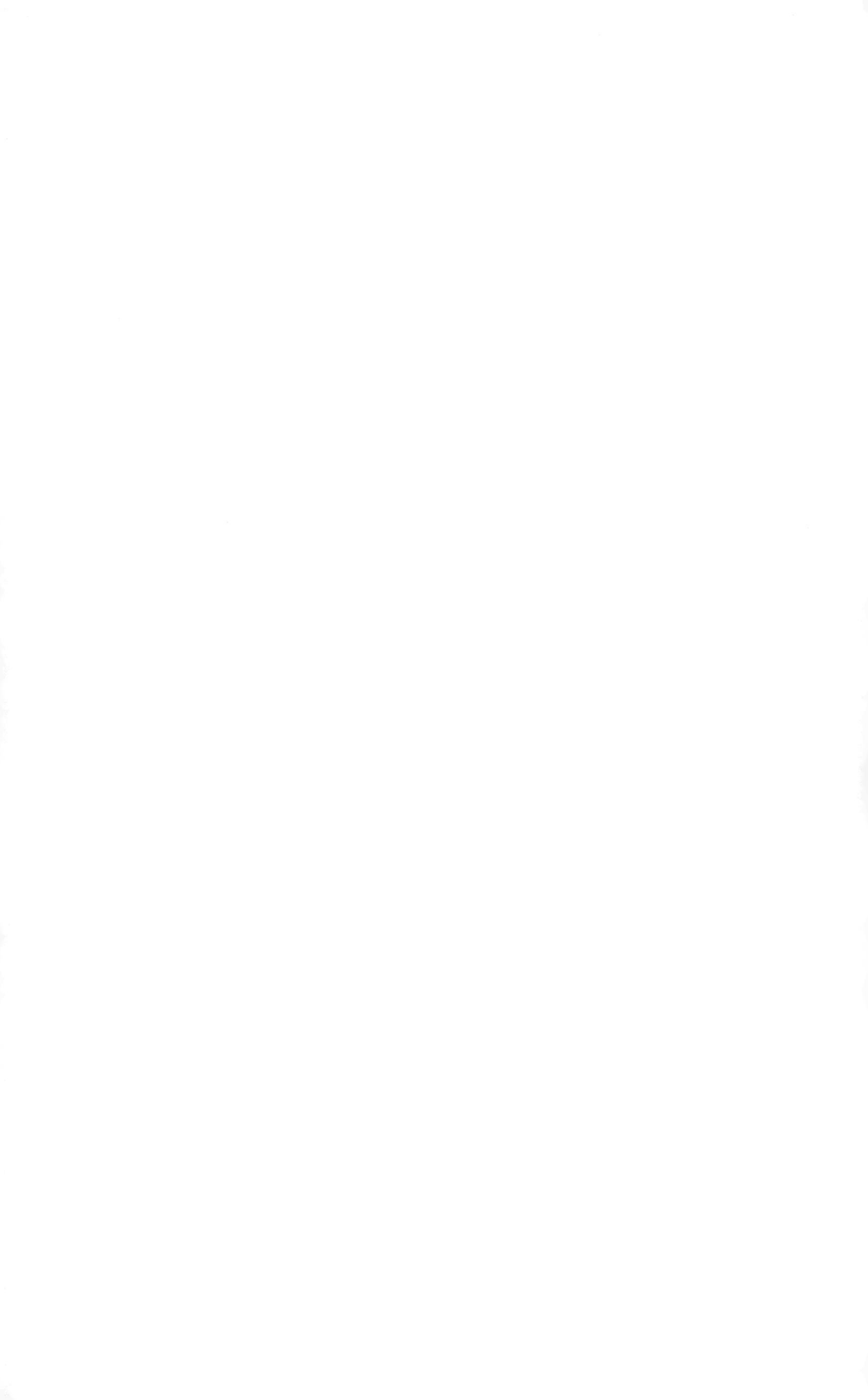

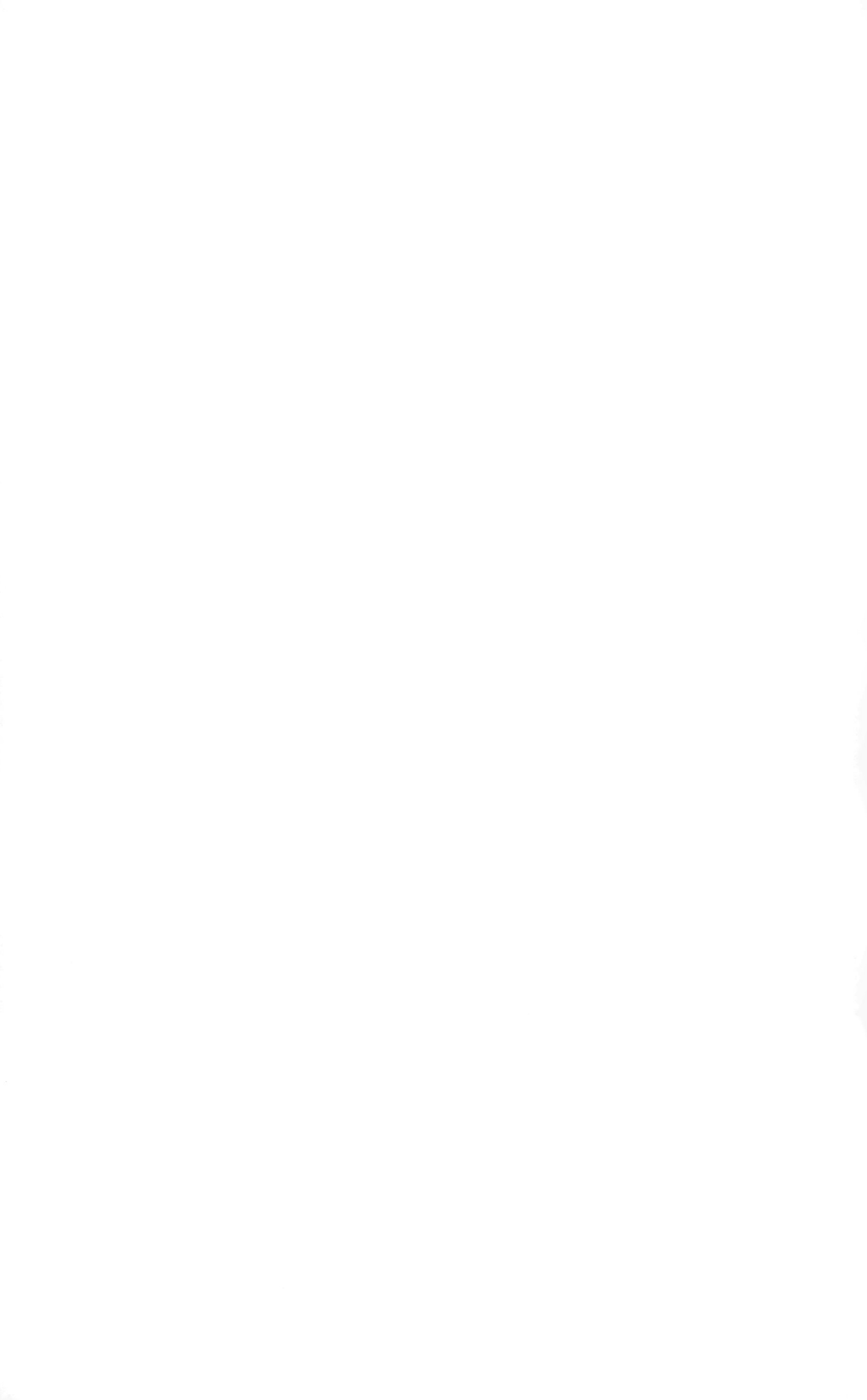

www.ingramcontent.com/pod-product-compliance
Ingram Content Group UK Ltd.
Pitfield, Milton Keynes, MK11 3LW, UK
UKHW020415230726
13925UKWH00004B/1453